TRAITEMENT MÉDICAL

DES

AFFECTIONS CALCULEUSES

Notice dédiée à la Falculté de Médecine de Paris

PAR

HIPPOLYTE LANDOIS

Chimi te lauréat et membre titulaire de l'Académie nationale, ancien élève
de MM. Dumas et Payen, de l'Institut de France.

Prix : 75 centimes.

PARIS

CHEZ LES PRINCIPAUX LIBRAIRES ET CHEZ L'AUTEUR

RUE FONTAINE-SAINT-GEORGES, 45.

—

1857

PARIS. — IMPRIMERIE D'AUBUSSON ET KUGELMANN
RUE GRANGE-BATELIÈRE, 13.

Résultats obtenus par la lithotomie.

—

Il y a lieu de croire que la proportion des morts par l'opération de la lithotomie n'est pas moins de un sur cinq, et que la proportion des cas d'affections calculeuses, d'après l'admission dans nos hopitaux, est de un sur trois ou quatre cents cas de toute description.

Histoire chimique et traitement médical des affections calculeuses, par Alexandre Marcet, médecin chimiste, membre et professeur de diverses académies et sociétés de l'Europe.

Cette remarque du docteur Marcet me dispense de tout commentaire relatif à la lithotomie.

L'urine est le produit de l'action des reins sur le sang et de la désorganisation animale sous l'influence de la vie.

Suivant les chimistes, et notamment Berzélius, 1,000 parties de l'urine de l'homme en santé, consistent en : 933 eau, 30 urée, 3, 71 sulfate de potasse, 3, 16 sulfate de soude, 2, 94 phosphate de soude, 4,45 chlorhydrate de soude, 1,65 phosphate d'ammoniaque, 1,50 chlorhydrate d'ammoniaque, 17,14 acide lactique libre avec lactate d'ammoniaque, matière animale soluble dans l'alcool, urée adhérente à cette matière, phosphate terreux avec trace de fluate de chaux, 1 acide urique, 0,32 mucus de la vessie, 0,03 silice.

En considérant cette analyse, on y voit figurer beaucoup de sels peu solubles et plusieurs complétement insolubles ; cependant, l'urine de l'homme en santé est à l'état liquide, et présente même une assez grande limpidité. Quelle est donc la substance qui tient à l'état liquide tous ces sels ? En cherchant à résoudre cette question importante, je n'ai pas tardé à reconnaître que l'urine dans les voies urinaires de l'homme en santé n'est pas telle que les chimistes l'ont obtenue par l'analyse, les réactifs employés pour cette analyse ayant recomposé les différentes parties constituantes de l'urine, et recomposé d'autres substances.

En effet, par les nombreuses analyses que j'ai faites avec le plus grand soin, j'ai acquis la certitude que : 1° les bases alcalines, potasse, soude, chaux, ammoniaque contenues dans l'urine, dans les voies urinaires de l'homme en bonne santé n'existent point dans cette urine à l'état de sulfate, de chlorhydrate, de phosphate, de lactate, de fluate, mais bien à l'état de sulfo-ammoniaco-cyanure, de chloro-amonio-cyanure, de phospho-ammoniaco-cyanure, de lacto-ammoniaco-cyanure, de fluoro-ammoniaco-cyanure; que, 2° l'urée n'est point à l'état de cyanite d'ammoniaque, mais bien à l'état d'acide urique dans l'urine, dans les voies urinaires de l'homme en bonne santé; que, dans cette urine, l'albumine, qui, avec le cyanite d'ammoniaque constitue l'acide urique, y est tenu en dissolution par l'urée (cyanure d'amonium), et lorsque, par une réaction acide anormale quelconque, le cyanure d'ammonium est transformé en cyanite d'ammoniaque, l'albumine redevient insoluble, mais reste combiné avec une certaine quantité de cyanite d'ammoniaque et constitue ainsi l'acide urique.

Principaux acides et substances alcalines produits dans les organes vitaux de l'homme sous l'influence de la vie.

Les principaux réactifs acides qui se produisent dans les organes vitaux de l'homme, et qui arrivent dans les voies urinaires, sont les acides acétique, oxalique, tartrique chlorhydrique, phosphorique, sulfurique, lactique; les réactifs alcalins sont la chaux, la potasse, la soude, la magnésie. Cette production acide et alcaline est plus ou moins grande, et provient de la nature des aliments absorbés, du plus ou moins de facilité avec laquelle ils sont digérés (décomposés), facilité qui dépend de la nature de ces aliments, et de l'organe digestif (estomac) des individus : par suite, les tissus organiques, de même les parties constituantes du corps de l'homme sont plus ou

moins désorganisés (décomposés); de cette désorganisation plus ou moins grande, résulte une production
plus ou moins grande de substances alcalines et acides,
et cette production plus ou moins grande d'acides et
de substances alcalines, donne lieu à une plus ou moins
grande facilité de décomposition de l'urine dans les voies
urinaires, les voies urinaires étant les récipiens de ré-
ception de la plus grande partie des liquides provenant
de la désorganisation animale (il faut ajouter encore quelques substances qui, quoiqu'à l'état solide, sont, à cause
de leur extrême division, entraînées avec les liquides dans
les voies urinaires); il n'est donc point surprenant que
tel individu soit plus sujet à une affection calculeuse que
tel autre, et de rencontrer des calculs dans toutes les différentes parties des voies urinaires, reins urétères, vessie, urètre, puisque l'action décomposante de l'urine par
ces acides et ces substances alcalines a lieu dans tout le
parcours des voies urinaires.

Des différentes espèces de calculs.

Je ne m'attacherai point, comme tous les docteurs qui se sont occupés des affections calculeuses, à la forme qu'affectent les calculs; car, selon moi, cette forme n'est que le résultat d'une sorte de moulage, la partie des voies urinaires dans laquelle la formation du calcul a eu lieu étant le moule ; pour les opérations de lithotomie, cette considération de forme des calculs est utile, mais avec mon disolvant, le chirurgien n'ayant plus d'opérations chirurgicales à faire, cette considération des formes des calculs est inutile.

Il existe une grande variété de calculs; les plus communs sont les suivants :

1° Le calcul d'acide urique.

2° Le calcul de phosphate de chaux.

3° Le calcul de phosphate ammoniaco-magnésien.

4° Le calcul fusible (résultant du mélange des deux précédents).

5° Le calcul mural (oxalate de chaux).

6° Le calcul alternant, composé de deux ou d'un plus grand nombre d'espèces différentes disposées en couches qui alternent.

7° Le calcul composé, dont les parties constituantes sont tellement mêlées, quelles ne peuvent être séparées que par l'analyse chimique. La chirurgie a constaté la présence de calculs dans différents organes du corps de l'homme, autres que dans les voies urinaires; leur formation et par suite leur présence dans ces organes se conçoit; du moment que les organes sont susceptibles d'une désorganisation plus ou moins grande ,ils sont plus ou moins sujets à donner lieu à formation de calculs, puisque ces calculs sont le résultat d'une action acide, ou d'une action alcaline, ou des deux à la fois sur le produit de la désorganisation animale. Si on remarque la composition de ces différents calculs, on voit que les sels de chaux prédominent. La chaux est donc la substance alcaline qui se produit le plus dans la désorganisation des tissus organiques et des parties constituantes de l'homme, sous l'influence acide; c'est en effet la substance alcaline qui existe le plus abondamment dans la composition des différentes parties composant le corps de l'homme. Après la chaux vient la potasse en proportion beaucoup plus minime. Quant à la coloration qu'affectent quelques fois les calculs, elle est due dans la plupart des cas à la présence de métaux , fer, mercure, iode, etc., provenant le plus souvent des remèdes dont a fait usage un malade ; pour ces affections ou pour d'autres, la présence d'un peu de sang peut être encore une cause de leur coloration.

Des dissolvants employés par les docteurs et les chimistes

Les docteurs et chimistes qui ont cherché des dissolvants propres à être appliqués aux calculs dans les voies urinaires, n'ont obtenu aucun résultat satisfaisant : s'ils avaient fait attention à leur mode de recherches, ils n'auraient jamais eu la pensée d'employer comme dissolvant les substances dont ils ont fait usage pour dissoudre les calculs de nature urique ; pour dissoudre les calculs de nature alcaline, ils ont fait usage des alcalis et des substances alcalines, ils ont employé les acides soit sulfurique, chlorhydrique, carbonique, se fondant sur ce fait que les alcalis dissolvent l'acide urique, et que les acides dissolvent les phosphates de chaux, etc.; mais ils n'ont pas fait attention que l'urine contenant à la fois des substances alcalines et des acides, il fallait trouver non pas deux dissolvants l'un pour les calculs de nature urique, et l'autre pour les calculs de nature alcalins, mais un seul et unique dissolvant des deux espèces de nature de calculs, urique et alcalins; aussi les docteurs qui ont fait usage des acides ou des alcalis ou substances alcalines, soit qu'ils les ait administrés par les voies digestives, soit directement dans les voies urinaires par l'urêtre, pour dissoudre les calculs existant dans les voies urinaires, ne sont parvenus, dans la plupart des cas, qu'à dénaturer la composition des calculs du malade et toujours à produire d'autre calculs; cela se conçoit; les alcalis ou substances alcalines donnent lieu à formation de sels alcalins insolubles, et les acides donnent lieu à formation d'acide urique insoluble; si on emploie une substance alcaline pour dissoudre l'acide urique d'un calcul de nature urique, on forme un calcul de nature alcaline; si c'est un acide qu'on emploie pour dissoudre un calcul de nature alcaline, on forme un calcul de nature urique; si on fait usage alternativement d'un acide et d'une substance alcaline pour dissoudre un calcul, on forme des calculs alternant, et si on fait usage à la fois d'acides et de substances alcalines, c'est évidemment la substance prédominante qui agit.

Conditions que doit remplir le meilleur dissolvant.

Le meilleur dissolvant à employer est 1° celui qui, introduit dans les voies urinaires d'un individu affecté à la fois de calculs de nature urique et de nature alcaline, peut dissoudre ces deux calculs de natures différentes, 2° qui, introduit dans les voies urinaires d'un individu affecté de calculs de nature alcaline, peut dissoudre ces calculs sans donner lieu à d'autres précipités insolubles, acide urique ou autres, 3° qui, introduit, dans les voies urinaires d'un individu affecté de calculs de nature urique, peut dissoudre ces calculs sans donner lieu à d'autres précipités insolubles, substance alcaline ou autres.

Le meilleur dissolvant; manière de l'administrer.

Cette substance dissolvante, je l'ai trouvée : c'est le cyanate d'ammoniaque; en effet, le cyanate d'ammoniaque dissout à la fois l'acide urique et les substances alcalines; introduit dans les voies urinaires d'un individu affecté de calcul, il y dissout tous ces calculs, quelle que soit leur nature.

L'acide cyanhydrique est un violent poison, mais l'eau a la propriété de le dissoudre en toute proportion, et suffisamment étendu d'eau, il peut être pris même à l'intérieur sans danger, (il n'est pas du reste le seule acide qui, pur, est un poison violent, et qui, étendu d'eau, peut être pris à l'in_ térieur sans danger; tel est notamment l'acide sulfurique avec lequel on peut faire une boisson; les feuilles de laurier cerise, les amandes amères, les feuilles de pêcher, etc., renferment à l'état de combinaison l'acide cyanhydrique; il est donc très-facile d'administrer, par l'entremise des voies digestives dans les voies urinaires, cet acide dissolvant, en faisant boire au malade des infusions de ces plantes ; et on peut introduire sans danger, directement par l'urètre dans les voies urinaires, cet acide cyanhydrique suffisam— ment étendu d'eau.

Conclusion.

Le problème de la recherche d'un dissolvant des calculs, quelle que soient leur nature, et pouvant être introduit
dans les voies urinaires, soit par l'intermédiaire des voies
digestives, soit directement par l'urètre, sans altérer les
tissus organiques ni offrir aucun danger, est donc résolu.

*Mon opinion sur les concrétions de la goutte, et le moyen de
les prévenir.*

Enfin, pour terminer, je dirai que, selon moi, il existe des
relations pathologiques entre la formation des calculs et la
goutte; à mon avis, cette dernière concrétion est produite
par l'action de l'acide urique sur les os (phosphate de
chaux), acide urique qui est produit, comme je l'ai dit
plus haut, par la décomposition et par la mise en liberté
d'une partie de l'ammoniaque et du cyanogène contenus dans
les produits de la désorganisation animale; ici les produits
de la désorganisation animale sont la sueur, les sécrétions,
et si on remarque que la circulation de la sueur et des-

sécrétions est retardé au passage des articulations, il n'est point étonnant que ce soit là que l'acide urique soit produit en plus grande quantité et, par suite, que les os des articulations soient les parties qui sont les plus attaquées dans les affections de goutte; et ce qui vient à l'appui de mon opinion, relativement à la relation pathologique entre la formation des calculs et la goutte, c'est ce fait que la concrétion de la goutte est un composé d'acide urique et de soude. Si donc, par l'usage de mon dissolvant des calculs, on parvient à empêcher l'acide urique de se produire, on arrivera à empêcher les concrétions de la goutte de se former.

9 782019 281267